Corona -

wenn das Licht

seine Schatten

voraus wirft

Spagyrische Mischungen

zum Corona-Thema

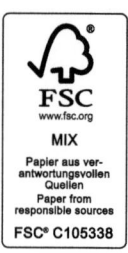

ISBN: 978-3-7519-0679-1

Texte: © Copyright by Clemens Steiner

Titelbild: Pixabay

**Herstellung
& Verlag**:   BoD - Books on Demand,
                   Norderstedt

Autor: Clemens Steiner
                   Zum Boskoop 2
                   88699 Frickingen
                   steinerclemens234@gmail.com

Inhaltsverzeichnis

VORWORT

Corona - ein Virus geht um die Welt.

Viele Menschen fühlen sich verunsichert oder gar bedroht.

Dieses Büchlein soll die Corona-Thematik aus verschiedenen Blickwinkeln beleuchten. Allem voran wird das Thema Angst aufgegriffen. Schutz- und Vorsorgemaßnahmen werden thematisiert. Außerdem werden Rezepturen vorgestellt, die der Prophylaxe und Abwehrsteigerung sowie der Linderung bei Akutinfektionen dienen können. Die Anwendung der genannten Rezepturen bedarf der Beratung eines Arztes oder Heilpraktikers. Weder ersetzen sie einen Besuch beim Arzt oder Heilpraktiker, noch sind sie zur Selbstmedikation gedacht. Die Gedanken und Mischungen sollen Anstoß geben, am Ende gestärkt und bewusster aus der Corona-Krise herauszugehen.

1.   Angst

Viele Menschen fühlen sich verunsichert oder haben Angst. Angst vor dem Corona-Virus, vor Ansteckung, vor wirtschaftlichen Veränderungen oder Lebensmittelknappheit.

Als die Virusepidemie in China ausgebrochen ist, hat dies die Menschen in Deutschland noch wenig berührt. Spätestens seit Italien betroffen ist, geht es auch uns etwas an. Eine Angst breitet sich aus. Die folgende Mischung greift diese unbestimmten Ängste auf und kann dazu beitragen diese abzubauen. Juniperus communis als nacktsamige Pflanze spricht tiefe Verunsicherung an. Das Wort „communis" drückt aus, dass wir es mit kollektiven Ängsten zu tun haben.

Rezeptur „Angst"

1 Teil (100), 1 Teil (100), 1 Teil (100), 12 Teile AES (6, 33, 66), 3 Teile (83), 1 Teil (100), 1 Teil (100), 1 Teil (100), 1 Teil (100)

Dosierung: 3 - 10mal tägl. drei Tropfen auf die Zunge

2.   Unsicherheit

Große Veränderungen bringen oft Unsicherheit mit sich. Uns wird bewusst, dass wir uns auf äußere Sicherheiten nicht mehr verlassen können. Die Mischung „Unsicherheit" enthält viele nacktsamige Pflanzen (Wacholder, Ephedra, Eibe). Diese tragen dazu bei, Gefühle wie z. B. sich nackt, schutzlos und unsicher zu fühlen, hinter uns zu lassen.

Rezeptur „Unsicherheit"

1 Teil (100), 3 Teile (83, 31, 82), 1 Teil (100)

Summe 396, Solfeggio-Zahl zum Lösen von Angst

Dosierung: 3mal tägl. 3 Tropfen

3. Energetische Desinfektion

Erwiesenermaßen ist gründliches Händewaschen wirkungsvoller als Handdesinfektion. Durch Desinfizieren der Haut töten wir nicht nur Bakterien, Viren und Keime ab, sondern wir schwächen auch das gesunde Hautmilieu. Ein gesundes Hautmilieu bildet einen natürlichen Schutz, in dem Viren keinen Nährboden finden. Die Mischung „Energetische Desinfektion" stärkt das Milieu, Viren finden weniger Angriffsfläche. Sie dient - wie ein klassisches Desinfektionsmittel - dem kurzfristigen Schutz.

Rezeptur „Energetische Desinfektion"
3 Teile (101, 65, 102), zu gleichen Teilen (56, 98, 2, 64, 40)
Dosierung: stündlich 3 Tropfen in den Mund (kann auch in ein Wasserglas gegeben werden), Anwendung auch als Raumspray oder Zugabe zur Bodylotion möglich, für letzteres 5 ml der Mischung in 50 ml Körperlotion geben.

4. Immunstärkung

Die Mischung „Immunstärkung" wirkt stärkend auf das Immunsystem. Sie unterstützt uns dabei, unseren eigenen Raum einzunehmen und uns selbst zu behaupten. Die Mischung ermutigt uns, unseren eigenen Impulsen zu trauen und diesen zu folgen.

Rezeptur „Immunstärkung"
zu gleichen Teilen 2019 N CoV (20, 19, 7, 27, 23, 80, 106)
1 ml Galium
SARS 1 ml (101), 10 Teile (65), 1 ml (102), zu gleichen Teilen CoV2 (27, 23, 2),
1 ml Galium
5 Teile (2, 28, 54, 80, 106), 1 ml Galium, 5 Teile (1, 27, 53, HAO2, 105), 1 ml Galium,
10 Teile Grippemischung 2019/2020 (38, 59, 103, 100, 57, 56, 33, 20, 10, 20)
Dosierung: 3mal tägl. 3 Tropfen

5. Schutz

Diese Mischung spricht energetische Phänomene an, die hinter der Corona-Krise stecken. In unsicheren Zeiten, die den Menschen Angst machen, finden dunkle Kräfte guten Nährboden. Die „Schutz"-Mischung kann dazu beitragen, uns vor fremden Einflüssen abzugrenzen. Der Hauptwirkstoff Kalmia entspricht der Corona (*lat. corona,* Krone). Wir sind aufgefordert, als Menschen unsere „Krone" aufzusetzen, souverän zu uns selbst zu stehen.

Rezeptur „Schutz"

1 Teil 104, 2 Teile VIRUS (86, 59), 1 g (101), 10 Teile SARS (65), 1 g (102), 2 Teile CoV (27, 23),

1 Teil (2), 1 Teil (36)

3 Teile (59, 93, 12)

5 Teile (61, 34, 96, 106, 32)

2 Teile (94, 30)

2 Teile (99, 97)

4 Teile (106, 72, 53, 82)

1 Teil (1)

1 ml (101), 1 Teil (20), 1 ml (102)

1 Teil (20)

10 Teile (104)

Dosierung: 3 - 10mal tägl. 3 bis 10 Sprühstöße über den Kopf

6.   Licht

Die Mischung „Licht" wirkt stärkend und aufbauend. Sie ist geeignet, kurmäßig eingenommen zu werden. „Licht" kann in Zeiten der Einsamkeit und mangelnder Lebensfreude dazu beitragen, von innen ein Licht anzuzünden. Der Hauptwirkstoff Heidelbeere öffnet uns wieder für die Freude.

Erklärungen zum Verständnis der Rezeptur:

AES	2, 34, 65	Bewusstsein, Augen öffnen für das was man ist
OES	53, 34, 66	Entgiften
LPP	99, 100, 55	Reparieren, Wiederherstellung
Immunsystem	PS 117.3	Immunsystem, 5 (bakt. Entzündungen), 22, 6, 77
Immunsystem	VVVIRRRESSSEEENZZ plus VIRUS (86, 59) plus 94 (schläft wie Dornröschen)	
Verwandlung	Alchemilla verwandelt alles	
Lebensfreude	73, 106, 105, 37, Galium, 73, 44, 34 VIE	
Ursache lösen	101 – 102	Wurzel der Problematik

Rezeptur „Licht"

9 Teile AES (2, 34, 64), 1 ml Galium, 9 Teile OES (53, 34, 66), 1 ml Galium, 12 Teile LPP (99, 100, 55), 1 ml Galium, 16 Teile PS 117.1 (86, 59, 94,90, 97, 80, 19, 18, 47, 14, 75, 95, 100, 22, 6, 77), 1 ml Galium, 17 Teile VVVIRRRESSSEEENZZ (74, 86, 73, 101, 58, 59, 28, 31, 64, 63, 63, 28, 28, 33, 106, 101, 5), 2 Teile VIRUS (86, 59), 1 Teil (94), 3 Teile (97), 12 Teile (73, 106, 105, 37), 1 ml Galium, 9 Teile VIE (73, 44, 34), 8 Teile (101, 102)

Dosierung: 3mal tägl. 3 Tropfen

7. Akutbehandlung

Diese Mischung bringt Linderung bei Akutsymptomen, wie Husten oder Halsschmerzen.

Erklärungen zum Verständnis der Rezeptur:

TAA	70, 2, 7 – 79,	Stopcodon
ATT	80, 82, 69,	Isoleucin
	17, 27, 36	Husten
	83	Schutz vor Elektrosmog, Juniperus communis, von der Kommune her
	86, 59	Virus
	14	Vitamin D
	5	Schutz vor Mutationen
	104	die Krone, Souveränität
	741	Summe

Rezeptur „Akutbehandlung"

3 Teile TAA (70, 2, 7), 3 Teile ATT (80, 82, 69), 3 Teile (17, 27, 36), 1 Teil (83), 2 Teile (86, 59),

1 Teil (14), 1 Teil (5), 1 Teil (104)

Dosierung: 3mal tägl. 10 Tropfen

8.   Immunmodulation

Bei einer Virusinfektion dringen Viren in den Körper ein, um sich in den Körperzellen zu vermehren. Viren docken dazu im Körper an eine Wirtszelle an (z.B. in den Atemwegen) und durchdringen ihre Zellmembran. Anschließend schleusen sie ihr Erbgut in die Wirtszelle ein und nutzen diese für ihre Zwecke. Die Zelle produziert nun Virusteile, die sich zu neuen Viren zusammenbauen. Die neu entstandenen Viren können nun weitere Zellen befallen. Unser Immunsystem ist bestrebt dies zu verhindern. Antikörper und Abwehrzellen bekämpfen die Viren. Die Mischung „Immunmodulation" unterstützt unser Immunsystem, Viren zu erkennen und unschädlich zu machen.

Erklärungen zum Verständnis der Rezeptur:

Iberis	96	96	Schleifenblume, liegende Acht, Befreiung von karmischen Leiden
Lobelia	95	119	völliger Neubeginn, alles auf „Null" gestellt
Dulcamara	94	169	Dornröschen erwacht, 13 mal 13, die 13. Fee
Nuphar	93	170	Märchenprinz, neue Welt
Achillea	1		Neubeginn
Yohimbe	77	77	Doppelzahl, Befreiung von karmischem Leiden in Bezug auf Afrika
Urtica	72	72	zurück zur Quelle, Schutz
Summe	528		

Rezeptur „Immunmodulation"

2 Teile (96, 95), 3 Teile (94, 93, 1), 2 Teile (77, 72)

Dosierung: 3mal tägl. 3 Tropfen

9.   Entspannung

Kalmia kann dazu beitragen, ruhig (calm) und zentriert zu bleiben angesichts vielfältiger Reize.
Die Mischung „Entspannung" ist nach numerologischen Erkenntnissen zusammengestellt.

Rezeptur „Entspannung"

6 Tropfen (11, 1, 12, 13, 9, 1), 9 Tropfen (12, 1, 20, 9, 6, 15, 12, 9, 1), 1 Teil (20),
1 Teil (104)

Dosierung: 3mal tägl. 3 Tropfen

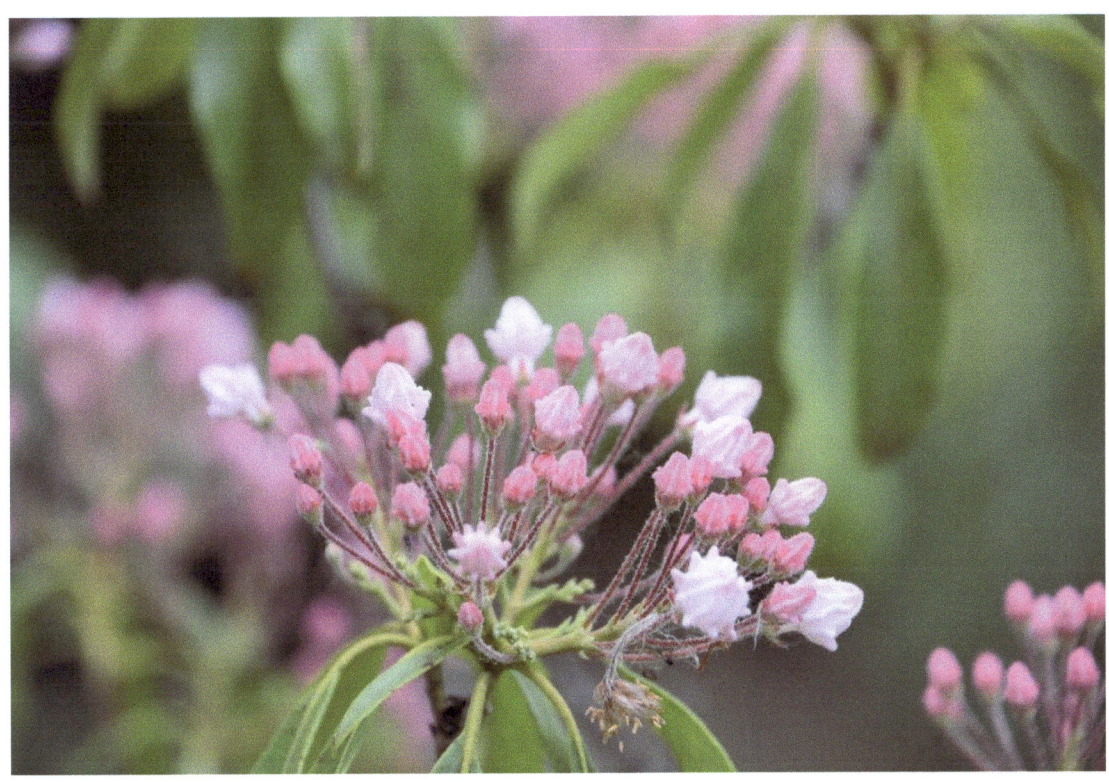

Kalmia latifolia Foto: Pixabay

10. Gemeinschaft

Die Psychosomatik des SARS-Corona-Themas wird durch das spagyrische Mittel SARSaparilla angesprochen, allein schon durch die Ähnlichkeit der Worte. Nach Erfahrungen von Phylak wirkt Sarsaparilla seifenartig, reinigend. Es bringt erstarrte Dinge in den Fluss, wirkt wie ein Schmiermittel. Sarsaparilla ist im Phylak System das Mittel Nr. 65. Bei der Spiegelzahl, der Nr. 56, handelt es sich um das Mittel Propolis. Dieses steht für eine neue soziale Ordnung, die dem Bienenstaat ähnelt. Diese Mischung unterstützt uns dabei, alte Denksysteme hinter uns zu lassen und offen zu sein für eine neue Form des Zusammenseins.

Rezeptur „Gemeinschaft"

1 Teil (65), 2 Teile (106, 105), 1 Teil (56), 1 Tropfen Galium, 12 Tropfen (19, 1, 18, 19, 1, 16, 1, 18, 9, 12, 12, 1), 1 Teil (20), 1 Teil (65), 1 Tropfen Galium, 7 Tropfen (16, 18, 15, 16, 12, 9, 19), 1 Teil (20), 1 Teil (56)

Dosierung: 3mal tägl. 3 Tropfen

11. 5G

Es gibt Ärzte und Wissenschaftler, die vor den schädlichen Auswirkungen der 5 G-Strahlung warnen. Sie befürchten, dass die Strahlung Krankheiten begünstigt und sich negativ auf das Wohlbefinden der Menschen auswirkt. Diese Mischung „5G"wirkt stabilisierend, so dass man weniger empfindlich auf 5G-Strahlen oder andere elektromagnetische Wellen reagiert.

Rezeptur „5G"

3 Teile UVS (72, 75, 65), 2 Teile (7, 49), 1 Teil (89), 1 Teil (83), 1 Teil (106, 67, 105), 1 Teil (5), 1 Teil (40), 1 Teil (89)

Dosierung: einige Tropfen auf Steißbein und Scheitel auftragen,

3mal tägl. 5 Sprühstöße in die Aura

12. CAN ORO

Die Mischung „CAN ORO" („kann Gold") unterstützt dabei, sich von der Krise nicht niederdrücken zu lassen, sondern Chancen und Wege für neue Fülle zu sehen. Corona kann bedeuten: Ja, wir sind in der Lage diese Situation in „Gold" zu verwandeln, etwas Gutes daraus entstehen zu lassen.

Erklärungen zum Verständnis der Rezeptur:

CONORA – Alchemilla – CAN ORO

C	atharanthus	86	etwas Verstecktes, Verborgenes
O	koubaka	53	
N	ux vomica	52	das, was am alten System nicht funktioniert hat
O	koubaka	53	
R	hus tox.	59	Wie soll es weiter gehen? Orientierung
A	zadirachta	80	Hygiene
Alchemilla		97	
C	arduus m.	20	Karma, Sturheit
A	zadirachta	6	ehrlich handeln
N	igella	106	das Schwarze kommt ans Licht, inneres Kind
O	koubaka	53	dunkle materielle Verhaftungen lösen sich
R	hus tox.	59	Wie soll es weiter gehen? Orientierung
O	koubaka	53	
Summe		777	

Rezeptur „CAN ORO"

6 Teile CORONA (86, 53, 52, 53, 59, 80), 1 Teil (97), 6 Teile CAN ORO (20, 6, 106, 53, 59, 53)

Dosierung: 3mal tägl. 3 Tropfen, zur Meditation 3 Tropfen auf Scheitel auftragen

13. Hyperthermie

Mit Erhöhung der Körpertemperatur verstärkt sich die Aktivität des Immunsystems. HYPERTHERMIE hat eine wärmende Wirkung, wie wir es von Lindenblütentee oder Holundersaft kennen. Diese Rezeptur unterstützt eine Temperaturerhöhung im Körper und stärkt auf diese Weise den Abwehrkampf bei einer akuten Virusgrippe.

Erklärungen zum Verständnis der Rezeptur:

T	ilia	87	Temperaturerhöhung, Ausschwitzen
V	accinium	73	Abwehrsteigerung
T	hymus	70	T-Lymphozyten
S	ambucus	64	Entzündung zu einem Abschluss bringen
P	ropolis	56	Bienen heizen hoch, um Hornissen zu vertreiben
M	elissa	50	mel – Honig, Nachnähren
M	elilotus	49	mel – Honig, Schutz
Gold, HA02		79	Abwehrsteigerung, Kräfte stärken
Summe		528	Liebe, DNA-Erneuerung

Rezeptur „Hyperthermie"

zu gleichen Teilen (87, 73, 70, 64, 56, 50, 49, HA02)

Dosierung: im Akutfall stündlich 3 Tropfen

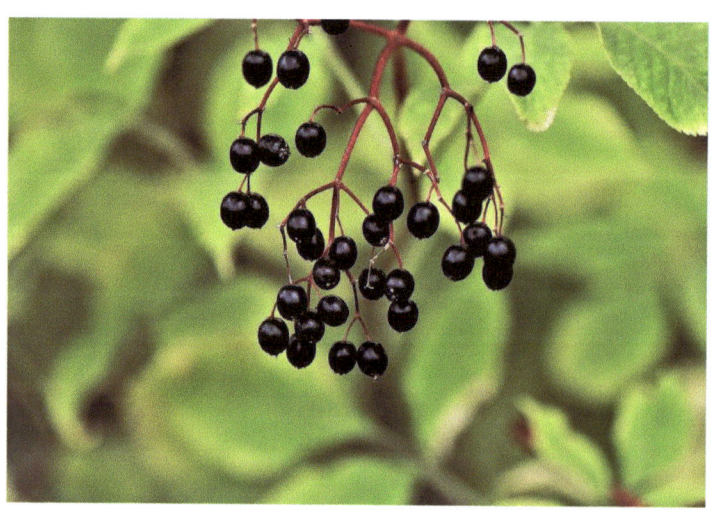

Schwarzer Holunder Foto: Pixabay

14. Leistungssteigerung im Homeoffice

Diese Mischung kann unterstützen, im Homeoffice zentriert, gesammelt und motiviert zu bleiben. Sie trägt dazu bei, sich selbst eine Struktur zu geben, stärkt das Durchhaltevermögen und hilft Projekte zu einem guten Abschluss zu bringen. Der Hauptbestandteil Pfefferminze wirkt desinfizierend, macht den Geist wach (Mentha - mental) und erleichtert es, uns weniger Sorgen zu machen und stattdessen im Moment präsent zu sein.

Erklärungen zum Verständnis der Rezeptur:
Die Mischung enthält die Einzelmischungen „CHET", und „CHEVAL2"

Rezeptur „Leistungssteigerung im Homeoffice"
1 Teil (85), 4 Teile (19, 41, 29, 70), 6 Teile (21, 43, 30, 76, 10, 99, 13, 77, 87, 88), 10 Teile (51), 1 Teil (13)
Dosierung: 3 x 1 bis 3 x 8 Tropfen bzw. Sprühstöße tägl., kann sowohl oral als auch in Sprayform (z. B. als Raumspray) eingesetzt werden.

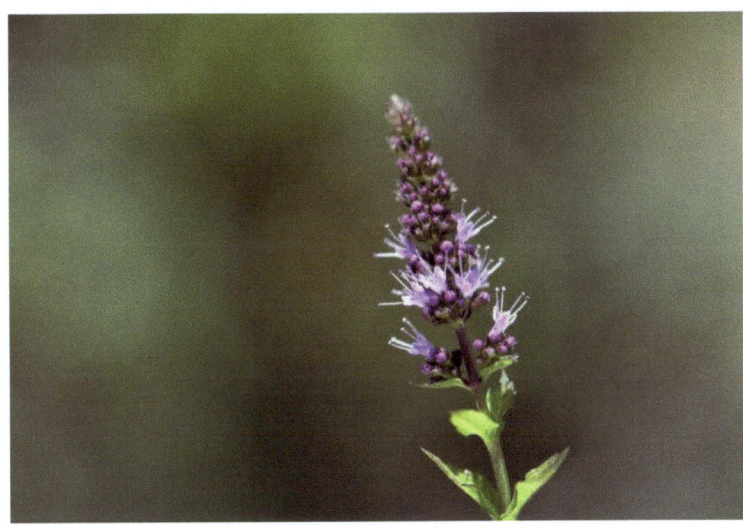

Pfefferminze Foto: Pixabay

15. AVENTURIN-SERENDIPITY

Diese Mischung kann uns unterstützen, offen zu sein für neue Ideen und Impulse. Der Name Aventurin geht auf italienisch „a ventura" zurück, was übersetzt „aus Zufall, auf gut Glück" bedeutet. Der Begriff „Serendipität" (engl. serendipity) bezeichnet eine neue und überraschende Entdeckung aufgrund einer zufälligen Beobachtung.

Erklärungen zum Verständnis der Rezeptur:

Zingiber			101	
AVEN			13	Avena sativa, Heimathafen, Heimat in sich selbst, Ruhe finden
URI			72	URtIca, Brennessel, geerdet Neues angehen
N			7	Amygdala, aus der Mitte der Nacht kommt ein neuer Tag
Galium				

SE	Selen	Euphrasia	34	von innen leuchten
RE	Rhenium	Viola	75	von Verletzung zum Wunder (Aschenputtel)
N	Stickstoff	Amygdala	7	von tiefster Verletztheit zum Ich bin
DI		Dioscorea	81	vom Rückzug zum Göttlichen
P	Phosphor	Bellis	15	einfache Ideen
I	Iod	Okoubaka	53	angebunden
T		Thuja	69	Lebenskraft, angebunden
Y		Yohimbe	77	Pausinstalya aus der Muße heraus
			102	

Rezeptur „AVENTURIN-SERENDIPITY"

1 g (101), 3 Teile AVENTURIN (13, 72, 7), 1 g Galium, 8 Teile SERENDIPITY (34, 75, 7, 81, 15, 53, 69, 77), 1 g (102)

Dosierung: bei Bedarf 5 Sprühstöße über den Kopf sprühen

16. CORONA – Krone

Diese Mischung setzt uns wieder die Gold–Krone auf. Die heilige Corona wurde von Schatzsuchern verehrt. Sie wird bis heute angebetet als Schutzheilige für Fülle und Reichtum. Corona (Krone) ist die Bezeichnung für die Königskrone. Eine Mischung, die den Geldfluss anregt und für inneren Reichtum sorgen kann.

Erklärungen zum Verständnis der Rezeptur:

C	Kohlenstoff	Allium sativum	Vampirenergien
OR	Gold		bei sich ankommen
O	Sauerstoff	Angelica	vom Rückzug zum Ausdruck
Na	Natrium	Wermut	von Wehmut zum Mut

Rezeptur „CORONA - Krone"

4 Teile (6, HA02, 8, 11)

Dosierung: 3 - 10mal tägl. 1 Tropfen

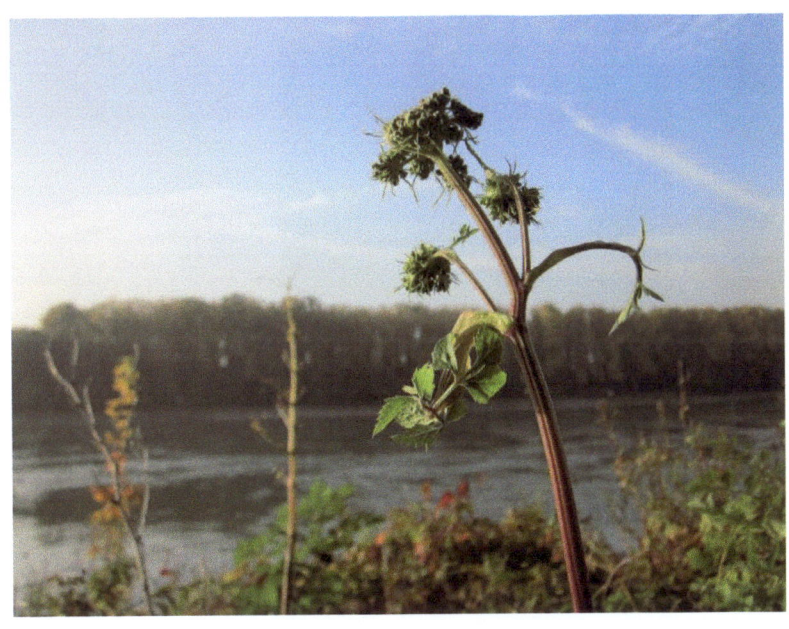

Angelica archangelica Foto: pixabay

17.   Zukunft schaffen

Die Lobelia-Mischung nach numerologischen Zusammenhängen hergestellt, kann uns unterstützen, Veränderungen, die Krisen mit sich bringen, vertrauensvoll zu begegnen. Krisen können eine Möglichkeit bieten, Dinge grundlegend zu verändern.   Die Lobelia-Mischung unterstützt nach einer Krise, das Leben voll Zuversicht neu anzugehen. Sie kann bewirken, dass wir uns in den Herausforderungen, die anstehen, versorgt und getragen fühlen.

Rezeptur „Zukunft schaffen"

7 Tropfen (12, 15, 2, 5, 12, 9, 1)

7 Tropfen (9, 14, 6, 12, 1, 20, 1), 1 Teil (20), 1 Teil (95)

Dosierung: 3mal tägl. 3 Tropfen

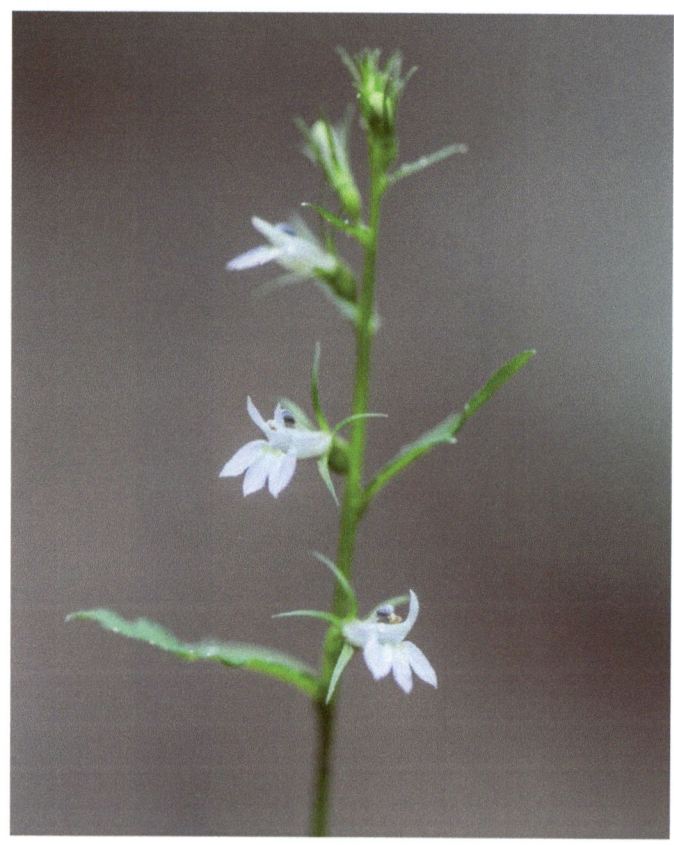

Lobelia inflata Foto: Pixabay

18.   Rumba

Diese Mischung bringt uns wieder Bewegung und verbindet uns mit dem Rhythmus des Lebens. Sie unterstützt uns, nicht in Negativem, in Ängsten oder in der Resignation zu erstarren. Sie ordnet, was in unserem Leben bisher nicht „in Ordnung" war, und gibt uns den Mut, Schritte in die richtige Richtung zu gehen.

106	Nigella	
2	Aconitum	alte Ängste
3	Aesculus	Kreativität
85	Podophyllum	Schritte
85	Podopyllum	
67	Symphythum	Tiefe
105	Hyoscyamus	Ordnung schaffen

105	Hyoscyamus	
101	Zingiber	
102	CuRcuma	Kur
72	Urtica	Erdung
55	Methysticum Piper	Nüchternheit
15	Bellis perennis	Demut
9	Aralia	Ausdruck
102	Curcuma	
106	Nigella	
2	Aconitum	angstfrei

1122	Solfeggio–Meisterzahl

Rezeptur „Rumba"

1 Teil (106), 5 Teile (2,3,85,85, 67), 1 Teil (105)

1 Teil (105), 1 Teil (101), 5 Teile (102, 72, 55, 15, 9), 1 Teil (102), 1 Teil (106)

1 Teil (2)

Dosierung: 3mal tägl. 3 Tropfen

19. Sorgenfrei

Der Hauptbestandteil Melissa wirkt stärkend auf den Milz-Pankreas-Meridian. Wenn dieser geschwächt ist neigen wir zu Sorgen und zum Grübeln. Grübeln bringt mit sich, dass man sich im Kreis dreht und es wenig zielführend ist. Sorgen und Grübeln schützen uns, tiefere Defizite von Mangel und Bedürftigkeit zu spüren. Die Mischung „Sorgenfrei" unterstützt uns, sich den Gefühlen zu stellen, um die es in der Tiefe geht.

Rezeptur „Sorgenfrei"

7 Tropfen (13, 5, 12, 9, 19, 19, 1), 11 Tropfen (15, 6, 6, 9, 3, 9, 14, 1, 12, 9, 19), 1 Teil (20), 1 Teil (50)

Dosierung: 3mal tägl. 3 Tropfen

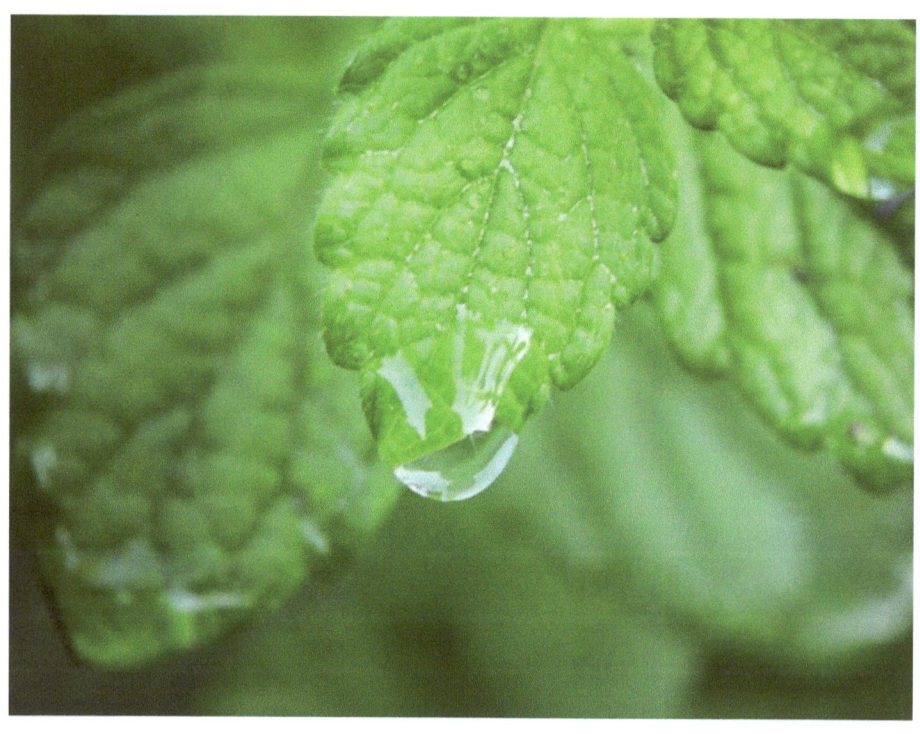

Melissa officinalis Foto: pixabay

20.   Durchsetzung

Die Teichrose, Hauptbestandteil der Mischung „Durchsetzung", braucht schmutziges, nährstoffreiches Wasser. Aus diesem Wasser erhebt sich ihre Blüte. Wie bei der verwandten Lotusblume perlt das Wasser an ihr ab. Das Mittel „Durchsetzung" hilft, sich von einem negativen Umfeld abzugrenzen. Es unterstützt unser Potential auszuschöpfen.

Rezeptur „Durchsetzung"
6 Tropfen (14, 21, 16, 8, 1, 18), 6 Tropfen (12, 21, 20, 5, 21, 13), 1 Teil (20), 1 Teil (93)
Dosierung: 3mal tägl. 3 Tropfen

21.   Verantwortung

Die Mischung „Verantwortung" lässt uns erwachen aus einem unbewussten „Dornröschenschlaf" unseres modernen westlichen Lebens. „Erwachen" beinhaltet dieselben Buchstaben wie „Erwachsen". Die Mischung „Verantwortung" hilft uns aufzuwachen und erwachsen zu werden, Verantwortung für uns und unser Leben zu übernehmen.

Rezeptur „Verantwortung"
jeweils 1 Tropfen (19, 15, 12, 1, 14, 21, 13)
9 Tropfen (4, 21, 12, 3, 1, 13, 1, 18, 1), 1 Teil (20), 1 Teil (94)
Dosierung: 3mal tägl. 3 Tropfen

22. Schwellenangst

Der Hauptbestandteil Stramonium steht für den „Tag danach". In Krisenzeiten haben wir Angst, weil wir nicht wissen, was kommen wird. Verzweifelt halten wir an alten Konzepten fest, die in der gegenwärtigen Situation nicht mehr funktionieren. Die Mischung „Schwellenangst" verbindet uns mit dem „Tag danach" und öffnet uns für neue Möglichkeiten. Wir beginnen wieder vertrauensvoll der Zukunft entgegenzublicken.

Rezeptur „Schwellenangst"

5 Tropfen (4, 1, 20, 21,18 1), 10 Tropfen (19, 20, 18, 1, 13, 15, 14, 9, 21, 13), 1 Teil (20), 1 Teil (92)

Dosierung: 3mal tägl. 3 Tropfen

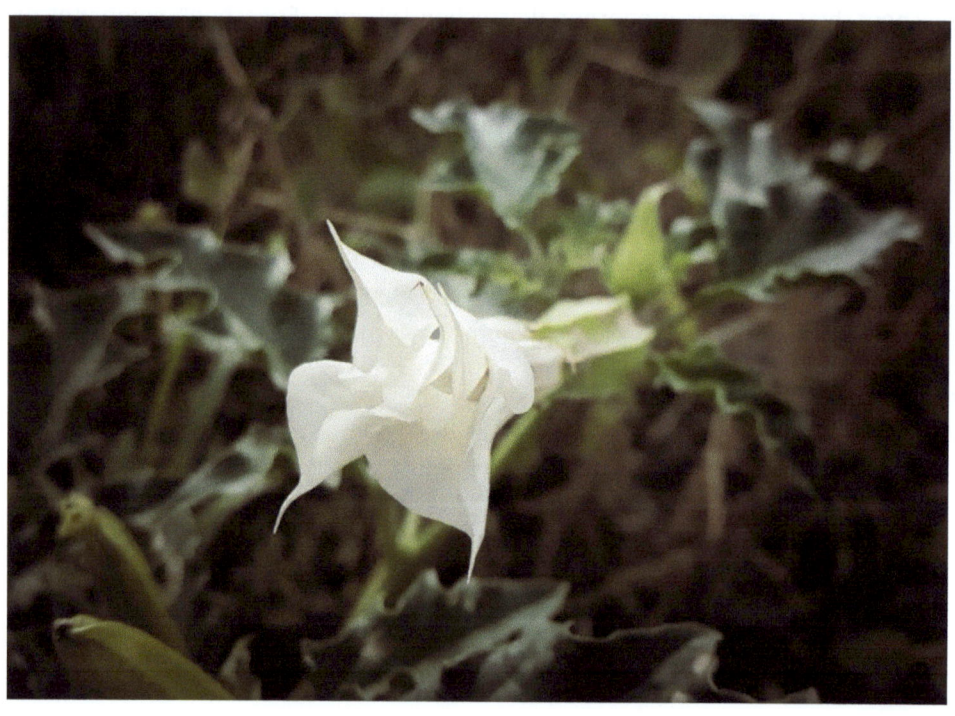

Datura stramonium Foto: shutterstock

23. SPAM

Die enthaltenen Hauptmittel Sambucus, Pareira, Azadirachta und Mistel stehen numerologisch für Siegesgewissheit. Übertragen auf die Corona-Krise entsteht mit dieser Mischung eine innere Gewissheit, dass man gestärkt aus der Krise hervorgehen wird. Diese gefühlte Sicherheit vertreibt Ängste, Zweifel und Sorgen. Die Mischung „SPAM" hilft uns, im Vertrauen auf den eigenen „Sieg", uns durchzukämpfen und schließlich zu behaupten. Sie vermag uns durch die Corona-Krise „durchzutragen". Die Anfangsbuchstaben der Hauptmittel bilden das Wort SPAM (M für Mistel). Wer in seiner Kraft ist, kann - wie ein Spam-Filter am Computer - Wichtiges von Unwichtigem differenzieren, seine nächsten Schritte hierarchisieren, unnötige Kontakte und Informationen aussortieren. Die Mischung stabilisiert, stärkt und schützt.

Rezeptur „SPAM"

8 Tropfen (19, 1, 13, 2, 21, 3, 21, 19), 5 Tropfen (14, 9, 7, 18, 1), 1 Teil (20), 1 Teil (64)

1 g Galium

7 Tropfen (16, 1, 18, 5, 9, 18, 1), 5 Tropfen (2, 18, 1, 22, 1), 1 Teil (20), 1 Teil (100)

1 g Galium

10 Tropfen (1, 26, 1, 4, 9, 18, 1, 3, 8, 20, 1), 6 Tropfen (9, 14, 4, 9, 3, 1), 1 Teil (20), 1 Teil (80)

1 g Galium

6 Tropfen (22, 9, 19, 3, 21, 13), 5 Tropfen (1, 12, 2, 21, 13), 1 Teil (20), 1 Teil (76)

Dosierung: 3mal tägl. 3 Tropfen oder täglich 20 Tropfen in den Diffusor für die ganze Wohnung, um die Lage zu stabilisieren und zu stärken

24. ACT

Die Hauptbestandteile Aconitum, Chelidonium und Taxus sprechen das Thema „Lähmung" an: Aconitum die Lähmung vor Angst, Chelidonium vor Schock und Taxus vor Schuldgefühlen. Die Mischung „ACT" unterstützt, uns nicht von diesen Gefühlen übermannen zu lassen. Mit ACT überwinden wir die Lähmung, trauen unseren Impulsen und setzen diese um.

Rezeptur ACT

8 Tropfen (1, 3, 15, 14, 9, 20, 21, 13), 8 Tropfen (14, 1, 16, 5, 12, 12, 21, 19), 1 Teil (20),
1 Teil (2), 1 g Galium, 11 Tropfen (3, 8, 5, 12, 9, 4, 15, 14, 9, 21, 13),
5 Tropfen (13, 1, 10, 21, 19), 1 Teil (20), 1 Teil (21), 1 g Galium
5 Tropfen (20, 1, 24, 21, 19), 7 Tropfen (2, 1, 3, 3, 1, 20, 1), 1 Teil (20), 1 Teil (82)
Dosierung: 3mal tägl. 3 Tropfen

25. Demut

Die Mischung „Demut" besteht aus den Hauptbestandteilen Ginkgo und Urtica. Ginkgo ist eine Baumart wie aus einer anderen Zeit. Entwicklungsgeschichtlich existiert Ginkgo weit länger als andere Baumarten. Ginkgo ist wie ein Relikt einer längst vergangenen Zeit. Ginkgo kann helfen, den Mut zu finden, altes Wissen in die heutige Zeit zu bringen. Urtica sieht faltig aus. Der Name „URtica" drückt aus, dass diese Pflanze **UR**altes transportiert. Aus numerologischer Sicht stehen Ginkgo und Urtica für in Demut gelebte Größe. Die Mischung ermutigt, demütig sein altes, inneres Wissen in die Welt zu bringen.

Rezeptur „Demut"
6 Tropfen (21, 18, 20, 9, 3, 1), 1 Teil (20), 1 Teil (72), 1 g Galium,
6 Tropfen (7, 9, 14, 11, 7, 15), 6 Tropfen (2, 9, 12, 15, 2, 1), 1 Teil (20), 1 Teil (40)
Dosierung: 3mal tägl. 3 Tropfen

26. Erneuerung

Hauptbestandteil der Mischung „Erneuerung" ist Lycopus virginicus. In dem Namen „Lycopus virginicus" steckt das Wort „virgin", die Jungfrau. Das zugeordnete Element zu Lycopus virginicus ist Einsteinium. In der Mischung „Erneuerung" vereinen sich die innere Jungfrau und der innere Einstein. Sie gibt uns die nötige Reinheit und Unschuld, um selbstlos Großes in die Welt zu bringen. Wenn ich meine Genialität selbstlos der Welt schenke, kann ich dazu beitragen diese zu erneuern.

Rezeptur „Erneuerung"

7 Tropfen (12, 25, 3, 15, 16, 21, 19), 10 Tropfen (22, 9, 18, 7, 9, 14, 9, 3, 21, 19), 1 Teil (20), 1 Teil (99)

Dosierung: 3mal tägl. drei Tropfen

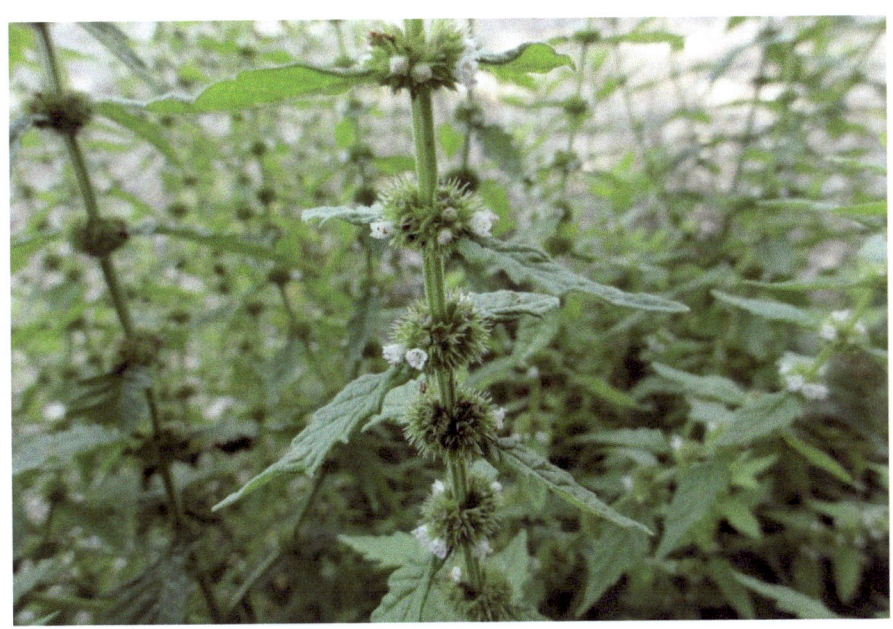

Lycopus virginicus Foto: pixabay

27. NON – YES

Im Umgang mit Krisensituationen werden alte, unverarbeitete Konflikte sichtbar. Wir greifen auf Reaktionsmuster zurück, die wir in früheren Traumata erlernt haben. In der heutigen Situation sind diese jedoch nicht mehr dienlich. Oft bestehen sie aus einem Rückzug, aus einem „Nein" zu den Veränderungen des Lebens. NON – YES stellt diesem innerlich installierten „NEIN" ein „JA" gegenüber. Dieses „JA" ist kein Selbstläufer, es will erarbeitet sein. Jeder Mensch ist gefordert, zu Beginn seines Lebens durch einen Tunnel zu gehen, durch den Geburtskanal. „YES" ahmt energetisch dieses Tunnelgefühl nach, es nimmt uns die Angst, „durch den Tunnel" zu gehen, um auf der anderen Seite des Tunnels einen guten Platz im Leben zu finden.

N	igella	106	Befreiung
O	koubaka	53	Befreiung von dunklen Energien
N	igella	106	Befreiung
Galium			
Y	ohimbe	77	durch den Tunnel gehen
E	phedra	31	sich dem Dunkel stellen
S	tramonium	92	keine Angst vor dem Tunnel
Galium			
Salvia officinalis		63	der Weg ist frei
Summe		528	Solfeggio-Frequenz für Liebe und Wunder

Rezeptur „NON - YES"

3 Teile (106, 53, 106), 1 g Galium, 3 Teile (77, 31, 92), 1 g Galium, ein Teil (63)

Dosierung: 3mal tägl. 3 Tropfen

28. Befreiung

Als Folge der Corona-Krise werden Fragen aufgeworfen über unser Finanz- und Wirtschaftssystem. So mancher Selbständige ist mit Existenzfragen konfrontiert. Die Mechanismen unseres Wirtschaftssystems mit der Vorgabe eines ständigen Wachstums funktionieren nicht mehr. Wie unsere Gesellschaft nach Corona aussehen wird, ist momentan noch nicht absehbar. „Befreiung" befreit uns aus der einseitigen Ausrichtung auf Konsum und lässt uns Glück und Erfüllung im menschlichen Miteinander finden. Die Mischung kann uns helfen, Geldängste zu lösen und uns für die Liebe zu öffnen.

Erklärungen zum Verständnis der Rezeptur:

Gold	79	
Von hinten gelesen	106/105	
Alchemilla	97	
Eleutherococcus	30	
Summe	417	Solfeggio-Zahl, um Situationen rückgängig zu machen

Rezeptur „Befreiung"

1 Teil (HA01), 2 Teile (106,105), 1 Teil (97), 1 Teil (3)

Dosierung: 3mal tägl. 3 Tropfen

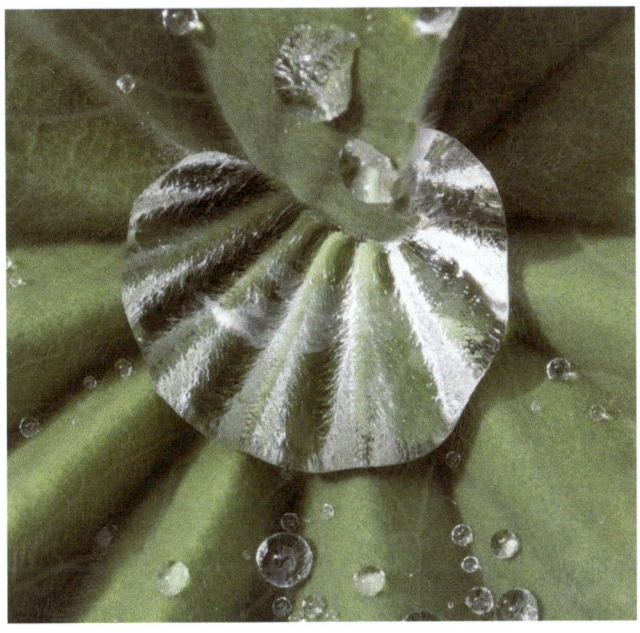

Alchemilla vulgaris Foto: pixabay

29. UPGRADING

Eine Krise kann einen Anstoß zur Verbesserung darstellen – einem Upgrading! Die Mischung „UPGRADING" gibt uns die innere Erlaubnis dazu. Sie bietet sich an in privaten, beruflichen und finanziellen Umbruchsituationen.

Rezeptur „UPGRADING"

9 Teile (72, 100, 40, 58, 8, 27, 103, 80, 40)

Dosierung: 3mal tägl. 5 Sprühstöße über den Kopf

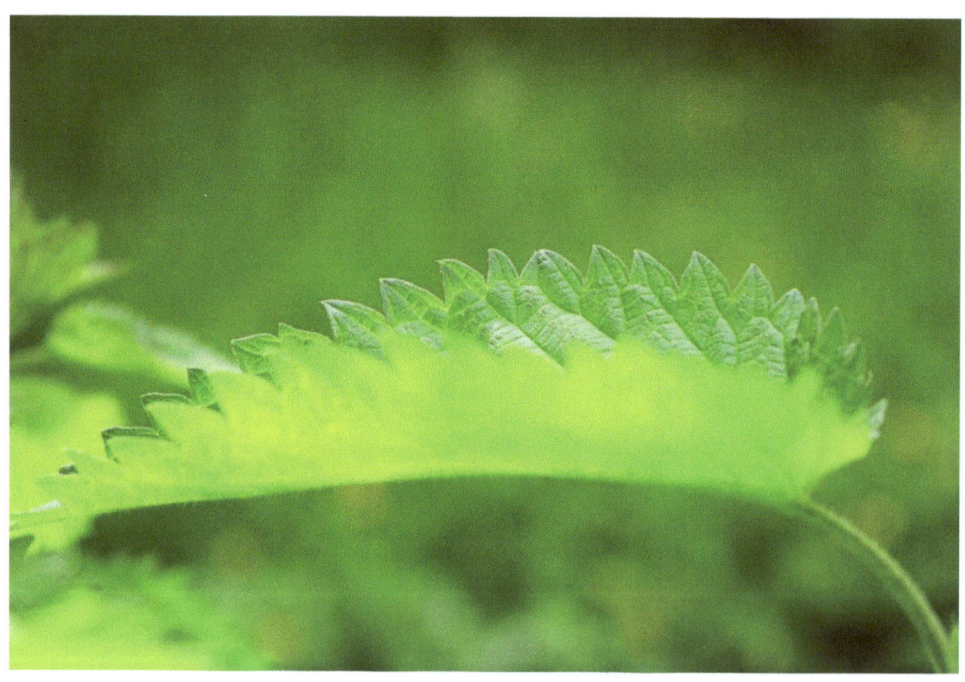

Urtica Foto: pixabay

30. Trauer

Trauer hat viele Gesichter. Als Reaktion auf einen Verlust können wir mit Traurigkeit, Angst, Zorn oder Erstarrung reagieren. Es ist auch möglich, dass sich die Trauer körperlich bemerkbar macht, z. B. in Appetitlosigkeit. Trauer steht in Zusammenhang mit Loslassen und Abschiednehmen von etwas oder jemanden, der unwiederbringlich weg ist. In Krisenzeiten sind wir manchmal gezwungen liebgewonnene Gewohnheiten loszulassen. Viele Lebensaspekte werden in Krisen hinterfragt. Diese Mischung unterstützt uns, das Alte loszulassen und den Blick nach vorn zu wenden.

Rezeptur „Trauer"

1 Teil (36), 2 Teile (106, 105), 1 Teil (63), 1 g Galium, 5 Tropfen (6, 21, 3, 21, 19), 1 Teil (20), 1 Teil (36), 1 g Galium, 6 Tropfen (19, 1, 12, 22, 9, 1), 11 Tropfen (15, 6, 6, 9, 3, 9, 14, 1, 12, 9, 1, 1 Teil (20), 1 Teil (63)

Dosierung: 3mal tägl. 3 Tropfen oder tägl. 20 Tropfen in den Diffusor

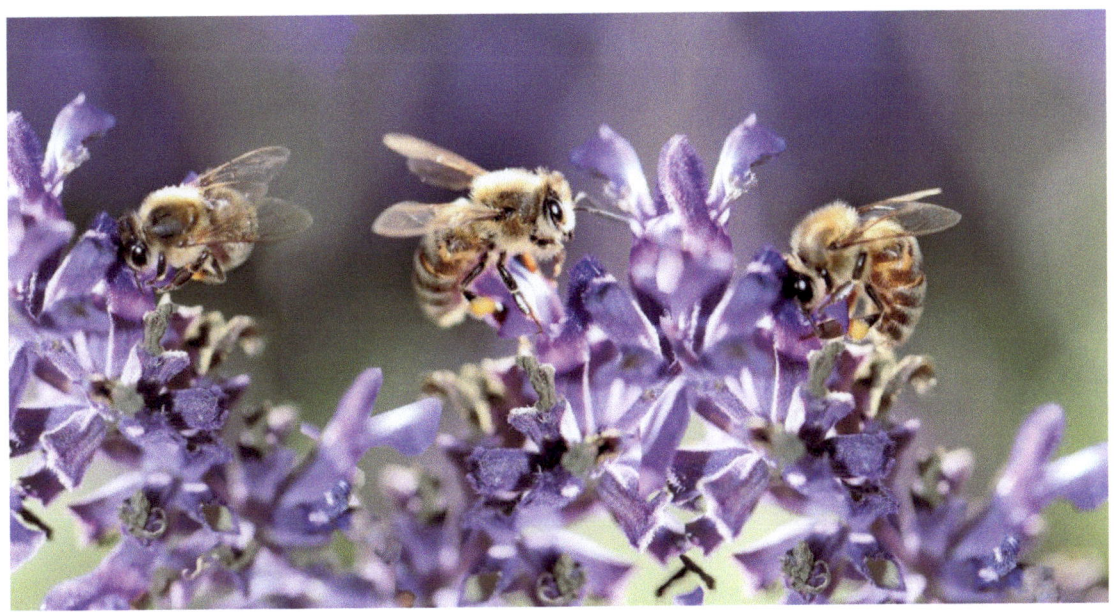

Salvia officinalis Foto: pixabay

31. DVDNMP3

Krisen und Revolutionen in der Menschheitsgeschichte, sind im Nachhinein betrachtet oft Auslöser für Fortschritte. Auch Krankheiten können einen Ruf unseres Unterbewusstseins nach anstehender Veränderung bedeuten. Wenn wir auf unsere innere Stimme hören, erübrigen sich meist die Symptome. Die Mischung „DVDNMP3" unterstützt uns, den Blick nach innen zu richten und den zarten Regungen der Seele zu trauen.

Erklärungen zum Verständnis der Rezeptur:

Datura stramonium	91	über die Schwelle gehen
Viscum	76	die alten Vorstellungen löschen
Dulcamara solanum	94	aufwachen
Nuphar luteum	93	sich das Neue vorstellen
Melilotus	49	geschützt und sicher ins Neue schreiten
Podophyllum	85	ins Neue schreiten
Aesculus	3	im Neuen schöpferisch sein
Galium	37	sich ins Neue hinein entspannen

Rezeptur „DVDNMP3"

3 Teile (91, 76, 94), 1 Teil (94), 3 Teile (49, 85, 3), 13 Teile (37)

Dosierung: 3mal tägl. 3 Tropfen oder tägl. 20 ml in den Diffusor

32. PASSAGE PARADIES

Die Mischung „PASSAGE PARADIES" erleichtert Übergänge. Die veränderten Umstände der Corona-Krise fordern uns auf, neue Wege zu suchen. Die Mischung erleichtert uns die „Passage", weil sie uns an das erinnert, was wir wirklich sind.

Rezeptur „PASSAGE PARADIES"

8 Teile PASSAGE (85, 1, 63, 65, 97, 37, 30), 1 g Galium, 9 Teile PARADIES (98, 9, 59, 9, 81, 44, 34, 65)

Dosierung: 3mal tägl. 3 Tropfen oder 20 Tropfen tägl. in den Diffusor

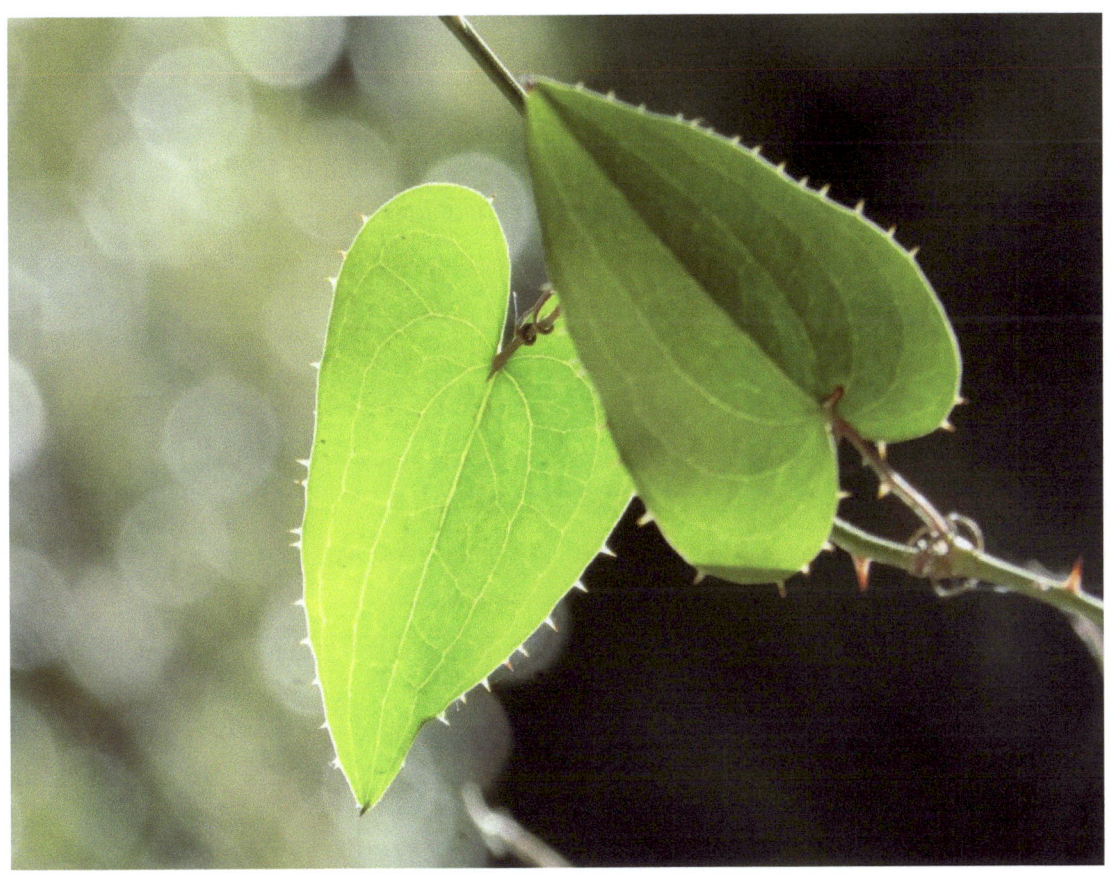

Sarsaparilla Foto: Pixabay

Glossar

Angst, erstarrt vor	Rumba, SPAM, ACT, PASSAGE PARADIES
Angst, kollektiv	Angst, ACT
Angst vor beruflicher Verbesserung	Erneuerung, UPGRADING, DVDNMP3
Angst, Schwellenangst	Schwellenangst, PASSAGE PARADIES
Anspannung	Entspannung
Aufbauen	Licht
Bedürftigkeit lösen	Sorgenfrei
Chancen sehen	CAN ORO
Demut	Demut
Desinfektion, energetisch	Energetische Desinfektion
Durchsetzen, sich	Durchsetzen, SPAM, ACT
Durchhaltevermögen	Leistungssteigerung im Homeoffice, NON – YES, PASSAGE PARADIES
Einsamkeit	Licht, Gemeinschaft, Rumba, NON – YES, UPGRADING,
Entgiften	Licht
Freudlosigkeit	Licht, Rumba, UPGRADING
Erneuerung	Erneuerung, Rumba, UPGRADING, DVDNMP3
Erleichtern	Gemeinschaft, UPGRADING
Ermutigung	Demut, Leistungssteigerung im Homeoffice, UPGRADING
Erwachen	Verantwortung, UPGRADING
Freude	Licht
Existenzängste	Befreiung, Lobelia, Rumba
Fülle anziehen	Corona - Krone, Zukunft schaffen, Befreiung
Gesellschaftlicher Umbruch	Gemeinschaft, Befreiung
Glück anziehen, dem Glück trauen	AVENTURIN-SERENDIPITY, UPGRADING
Grübeln	Sorgenfrei, UPGRADING
Handlungsfähigkeit	ACT, UPGRADING, PASSAGE PARADIES
Herz öffnen	Befreiung
Hierarchisieren	SPAM
Husten, Halsweh akut	Akutbehandlung
Hoffnungslosigkeit	CAN ORO, Zukunft schaffen, Rumba, Schwellenangst
Ideen, neue	Erneuerung, AVENTURIN-SERENDIPITY, UPGRADING, PASSAGE PARADIES, DVDNMP3
Immunstärkung	Immunstärkung, SPAM
Immunsystem aktivieren	Hyperthermie, Immunmodulation
Intuition	AVENTURIN-SERENDIPITY

Krafträuber, sich abgrenzen von	Schutz
Leistungssteigerung	Leistungssteigerung im Homeoffice
Loslassen	Gemeinschaft, DVDNMP3, Schwellenangst, Trauer
Mangelgefühle lösen	Sorgenfrei
Neubeginn, erleichtern	Erneuerung, DVDNMP3, PASSAGE PARADIES
offen für Hilfe	Befreiung
offen für Mitmenschen	Gemeinschaft
offen für neue Ideen	AVENTURIN-SERENDIPITY, Durchsetzung, Schwellenangst
Hoffnungslosigkeit	NON - YES, CAN ORO, Rumba, Durchsetzung, Schwellenangst
Neuausrichtung	Erneuerung, Rumba, Durchsetzung, Schwellenangst, PASSAGE PARADIES
Reichtum anziehen	CORONA - Krone, Befreiung
Schuldgefühle, Schulden	Erneuerung, Befreiung
Reinigung auf vielen Ebenen	Desinfektion
Resignation	NON - YES
Schwellenangst	Schwellenangst, PASSAGE PARADIES, DVDNMP3
Selbstbewusst zu Talenten stehen	Demut
Sorgen	Leistungssteigerung im Homeoffice, Sorgenfrei, SPAM
Stärkung	Licht, SPAM, Demut
Schutz allgemein	Schutz
Schutz vor Ängsten anderer	Schutz, Durchsetzung
Strahlenschutz 5G	5G
Stress	Entspannen
Temperaturerhöhung bewirken	Hyperthermie
Unsicherheit	Unsicherheit
Verantwortung übernehmen, für sich und andere	Verantwortung
Virusgrippe	Akutbehandlung
Verbesserung, auf allen Ebenen	UPGRADING
Zweifel	SPAM
Vorbeugung	Immunstärkung

Thematische Zuordnung der Mischungen

Prophylaxe Corona

Energetische Desinfektion, Schutz, Licht

Akutbehandlung

Akutbehandlung, Immunmodulation, Hyperthermie

Psychische Ebene

Angst, Unsicherheit, Entspannung, Gemeinschaft, Leistungssteigerung im Homeoffice, Rumba, Sorgenfrei, Durchsetzung, Verantwortung, SPAM, ACT, Demut, Befreiung, UPGRADING, Trauer, PASSAGE PARADIES, Licht

Berufliche / Finanzielle Aspekte

CAN ORO, AVENTURIN-SERENDIPITY, CORONA - Krone, Zukunft schaffen, Schwellenangst, ACT, Demut, Erneuerung, NON – YES, Befreiung, UPGRADING, DVDNMP3, PASSAGE PARADIES

Strahlenschutz

5G, Entspannung